목차

개천절	2	성묘	14
독서	3	전어	15
추수	4	한글날	16
허수아비	5	송편	17
감	6	방아깨비	18
대추	7	코스모스	19
낙엽	8	배추와 무	20
다람쥐	9	트렌치코트	21
사과	10	커피	22
추석	11	국화	23
고추잠자리	12	천고마비	24
가을 운동회	13		

하늘이 열린 날, 개천절

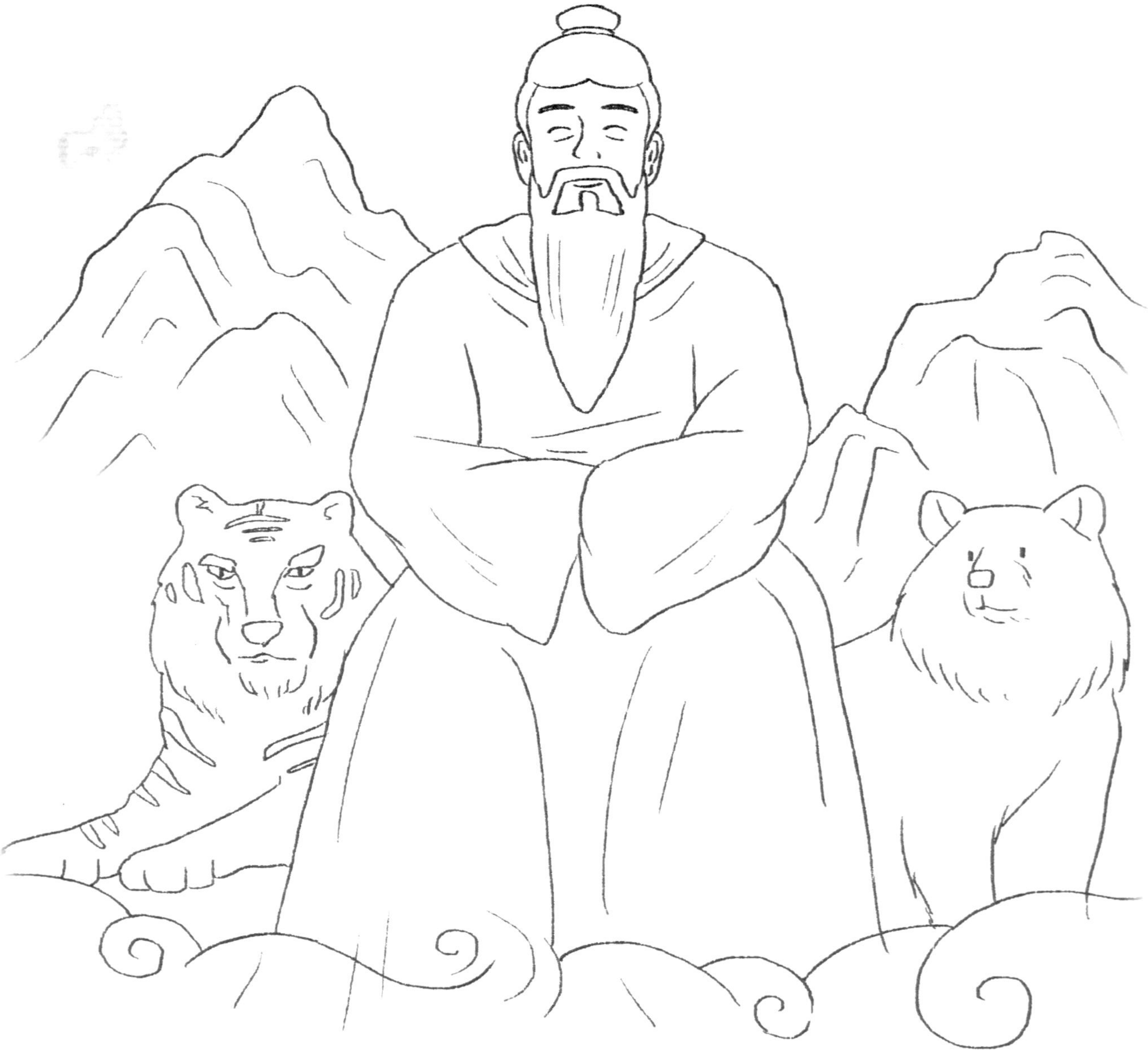

고조선을 건국한 사람의 이름은 무엇인가요?

가을은 독서의 계절

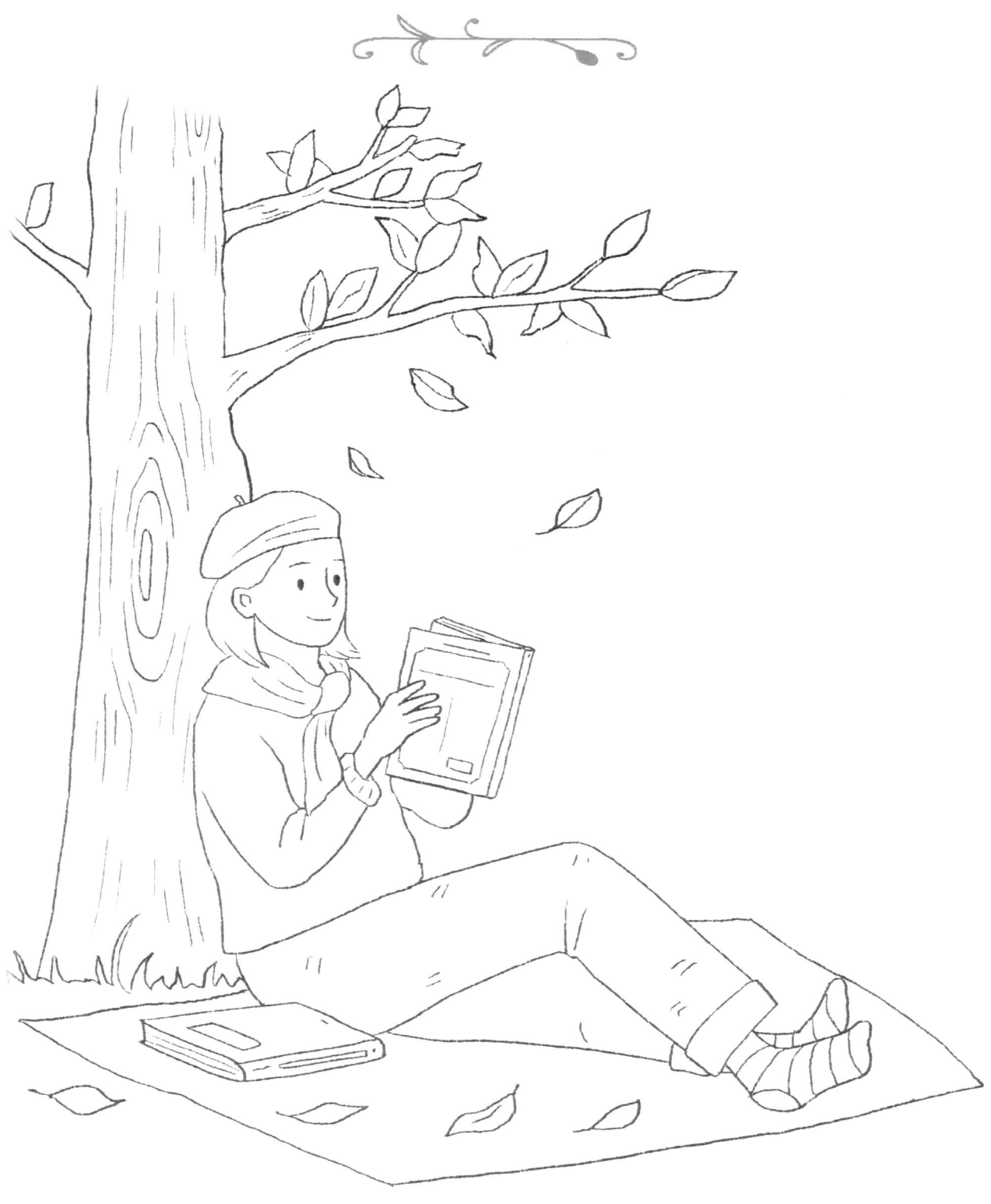

내가 가장 재미있게 읽은 책은 무엇인가요?

한 해 농사를 마무리 짓는, 추수

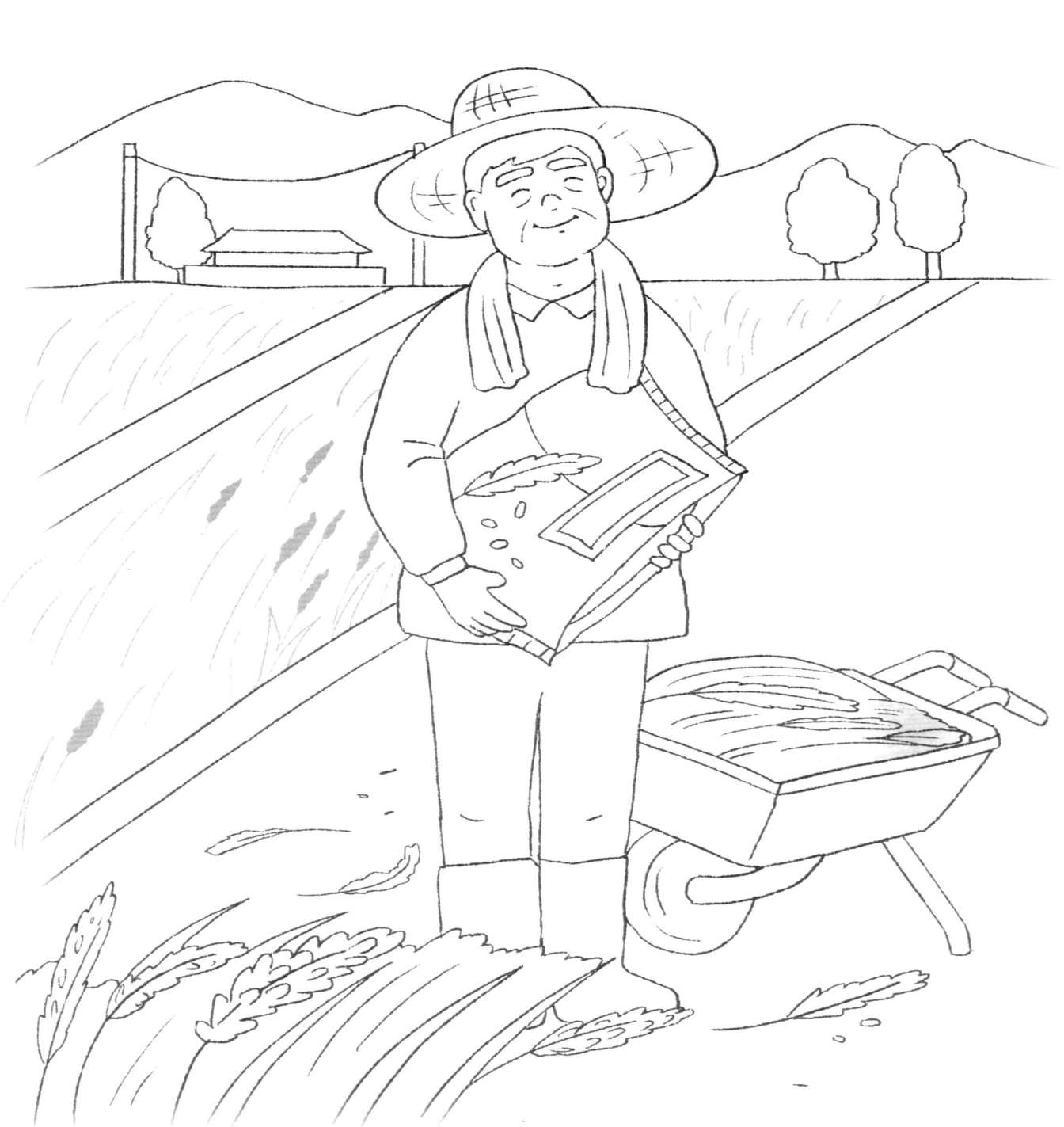

우리나라에서 쌀로 유명한 지역은 어디인가요?

곡식을 지키는 허수아비

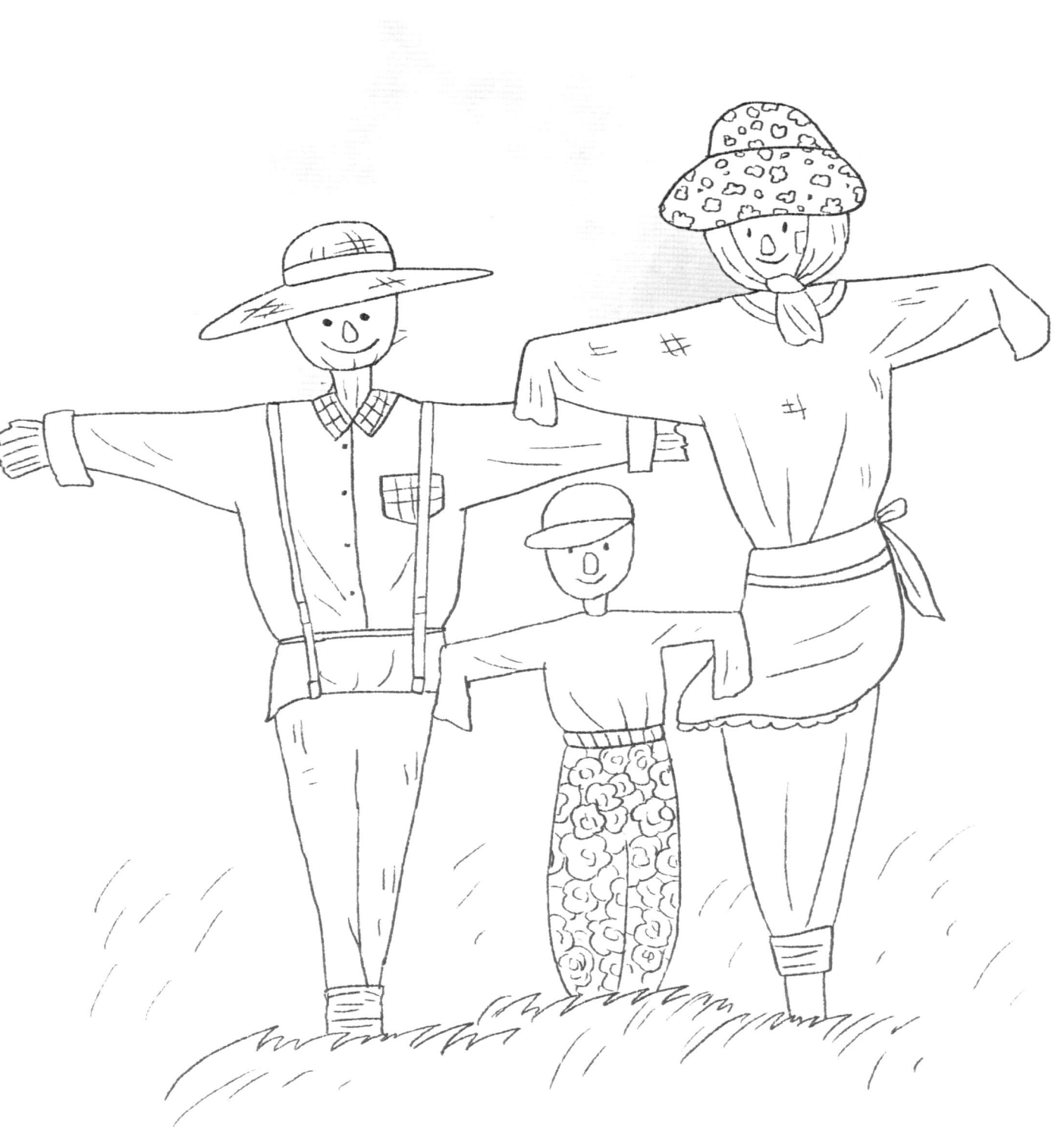

그림의 허수아비가 어떤 옷을 입고 있는지 설명해 보세요.

탐스러운 제철 과일, 감

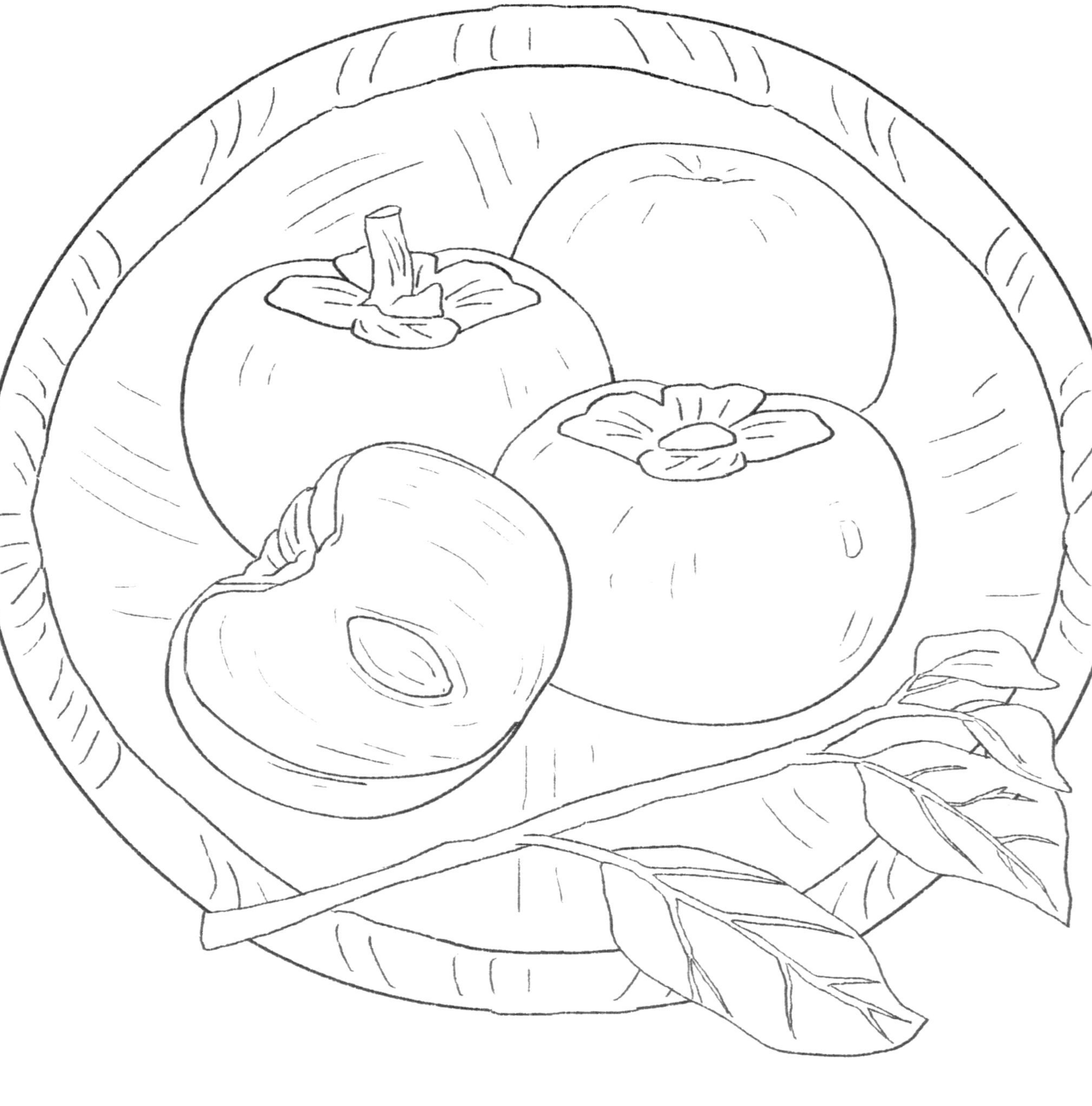

감나무에서 감을 따본 추억이 있나요?

영양가가 풍부한 대추

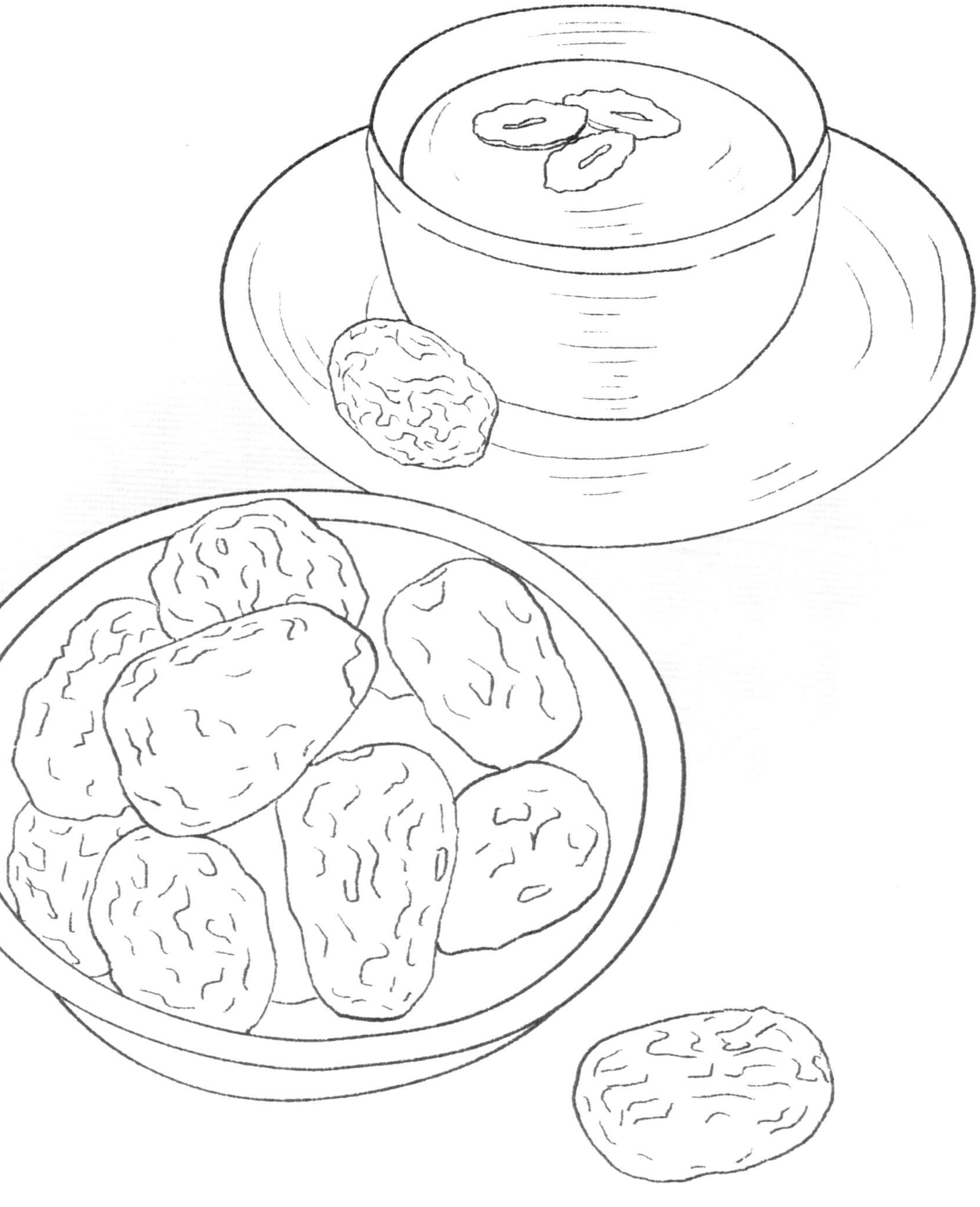

대추의 맛은 어떤가요?

알록달록 낙엽

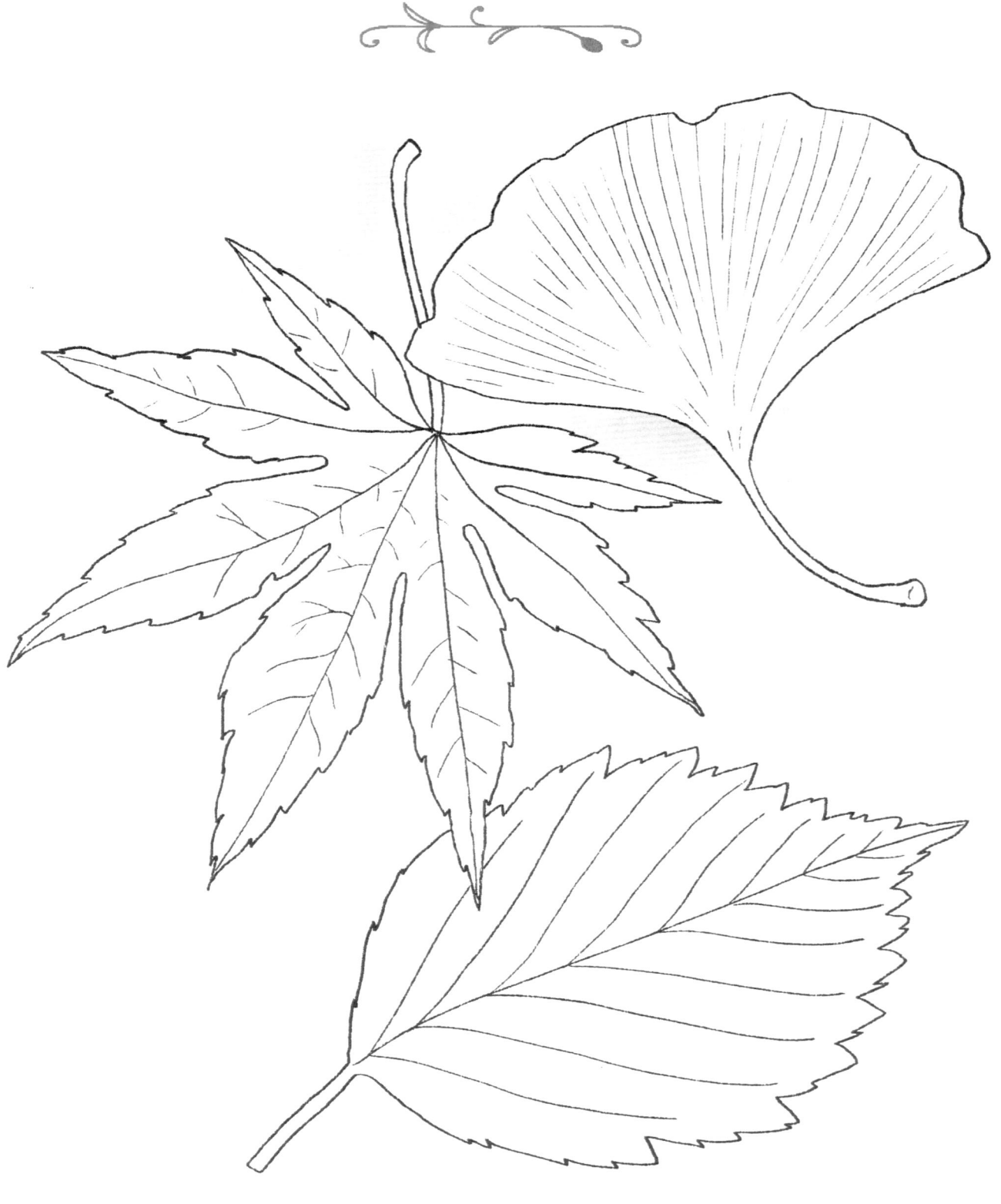

예쁜 낙엽으로 책갈피를 만들어본 추억이 있나요?

도토리를 모으는 다람쥐

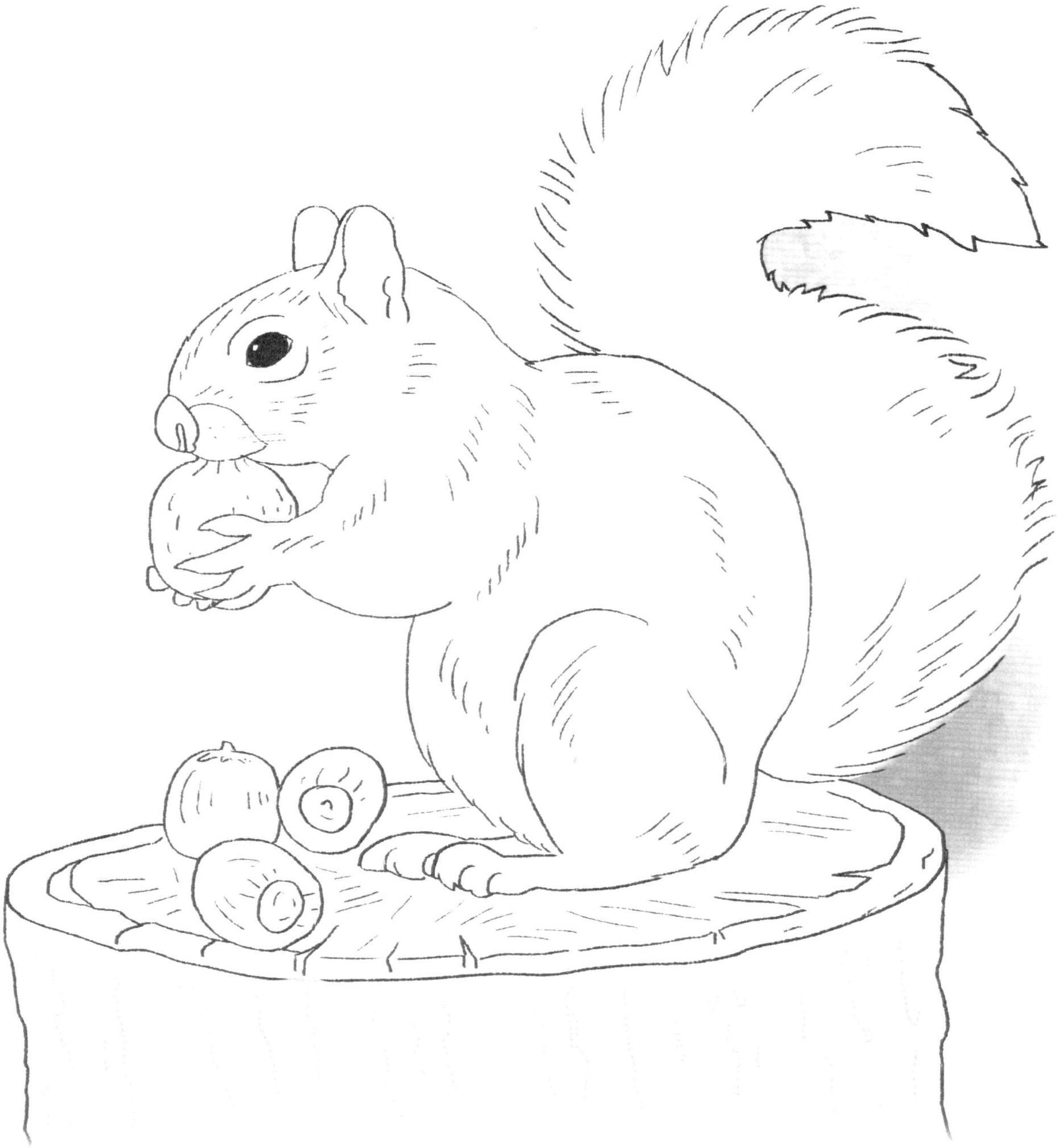

산에서 다람쥐를 본 적 있나요?

가을에 가장 맛있게 먹을 수 있는 사과

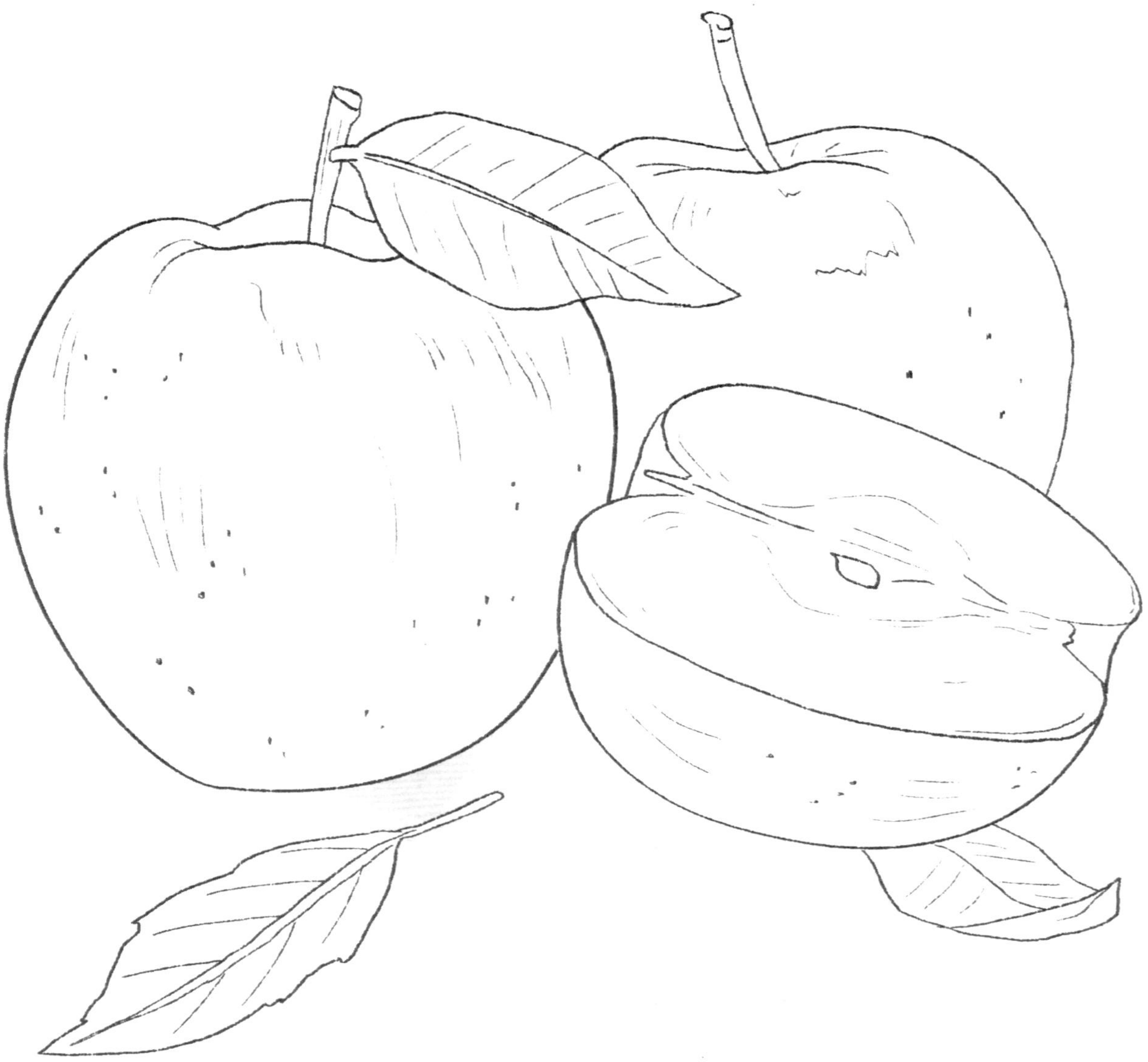

최근에 사과를 먹은 적 있나요?

음력 팔월 보름, 추석

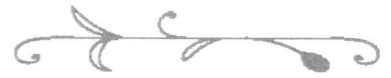

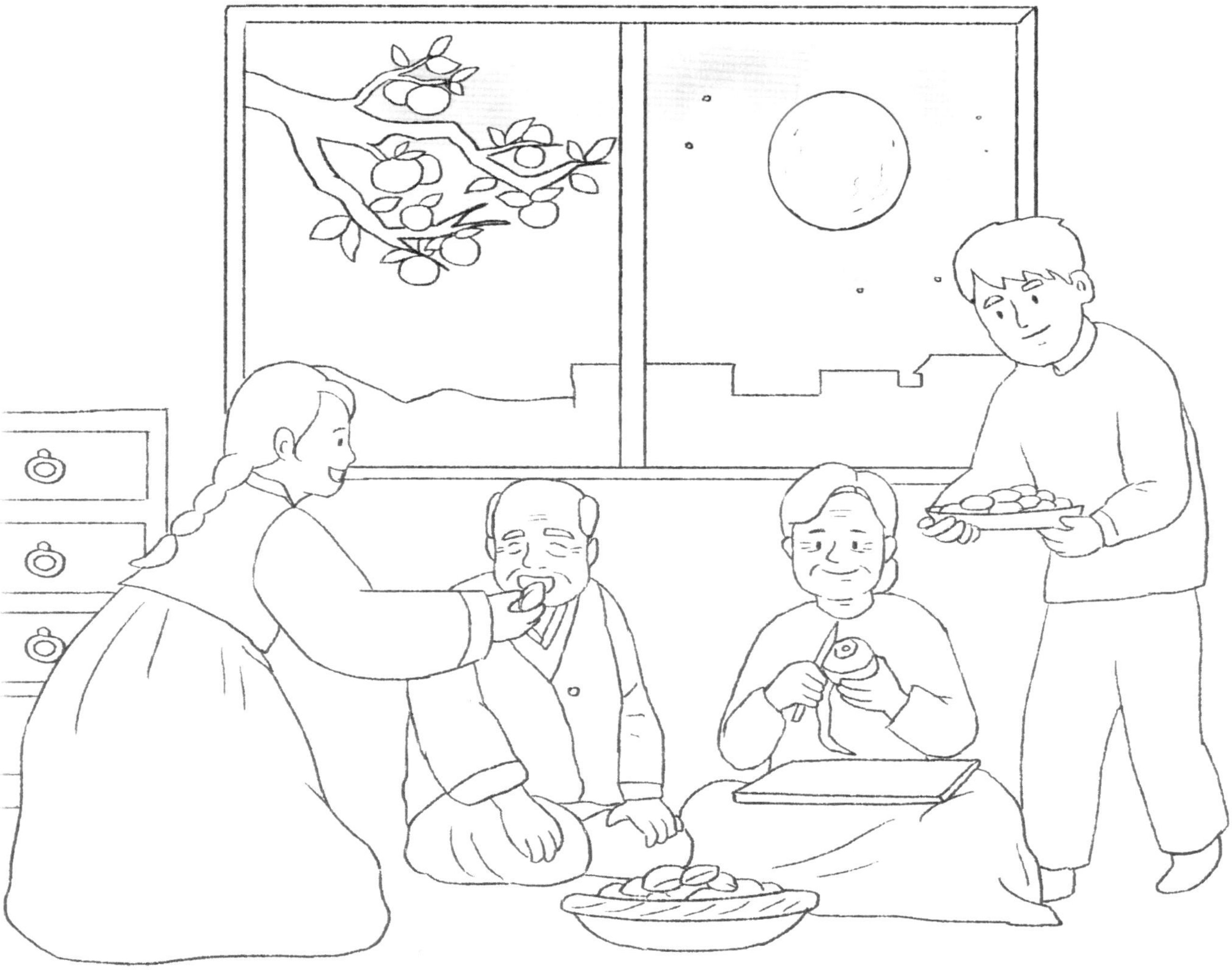

추석에 먹는 떡은 무엇인가요?

파란 가을 하늘의 고추잠자리

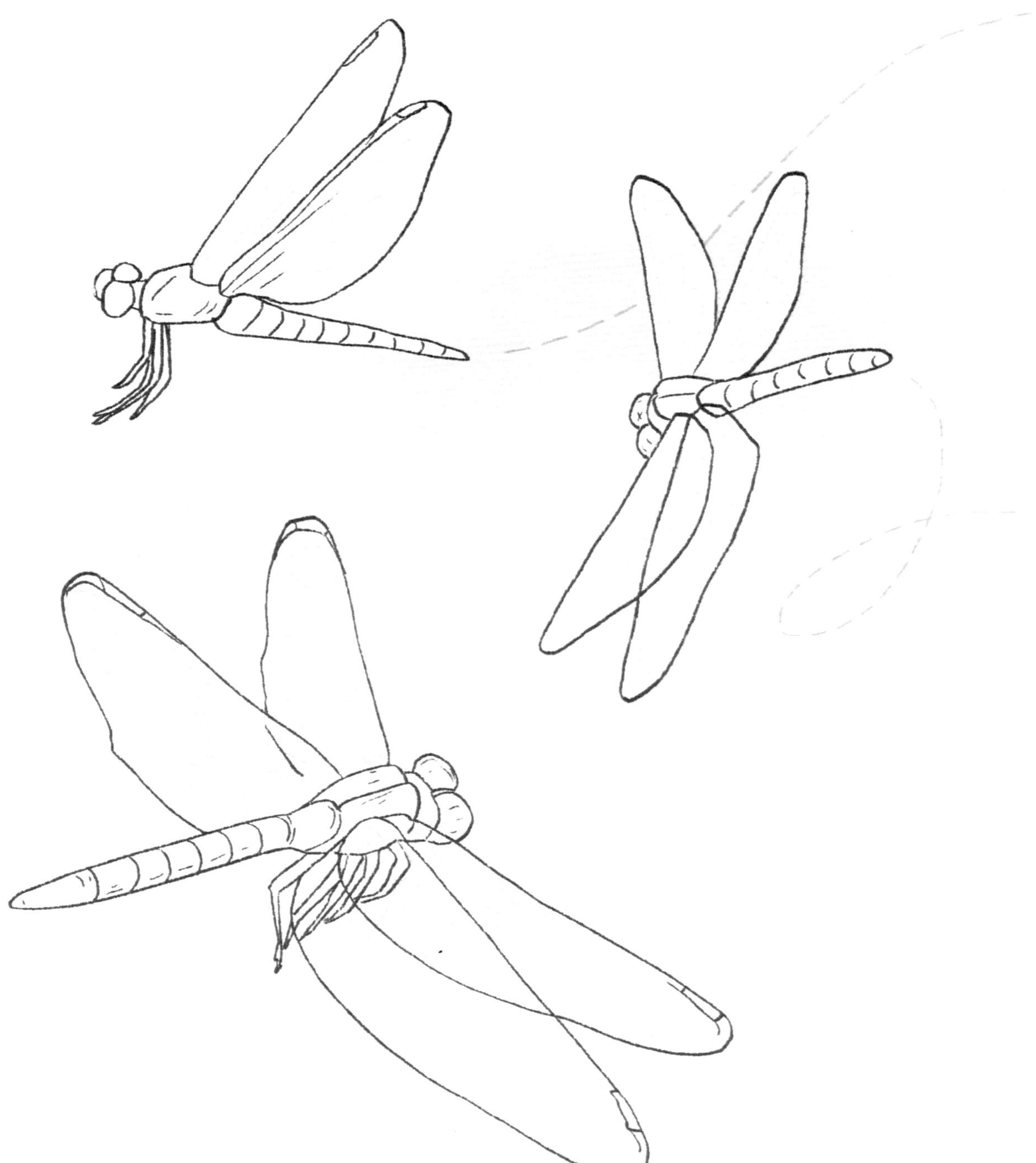

잠자리를 잡아본 적이 있나요?

신나는 가을 운동회

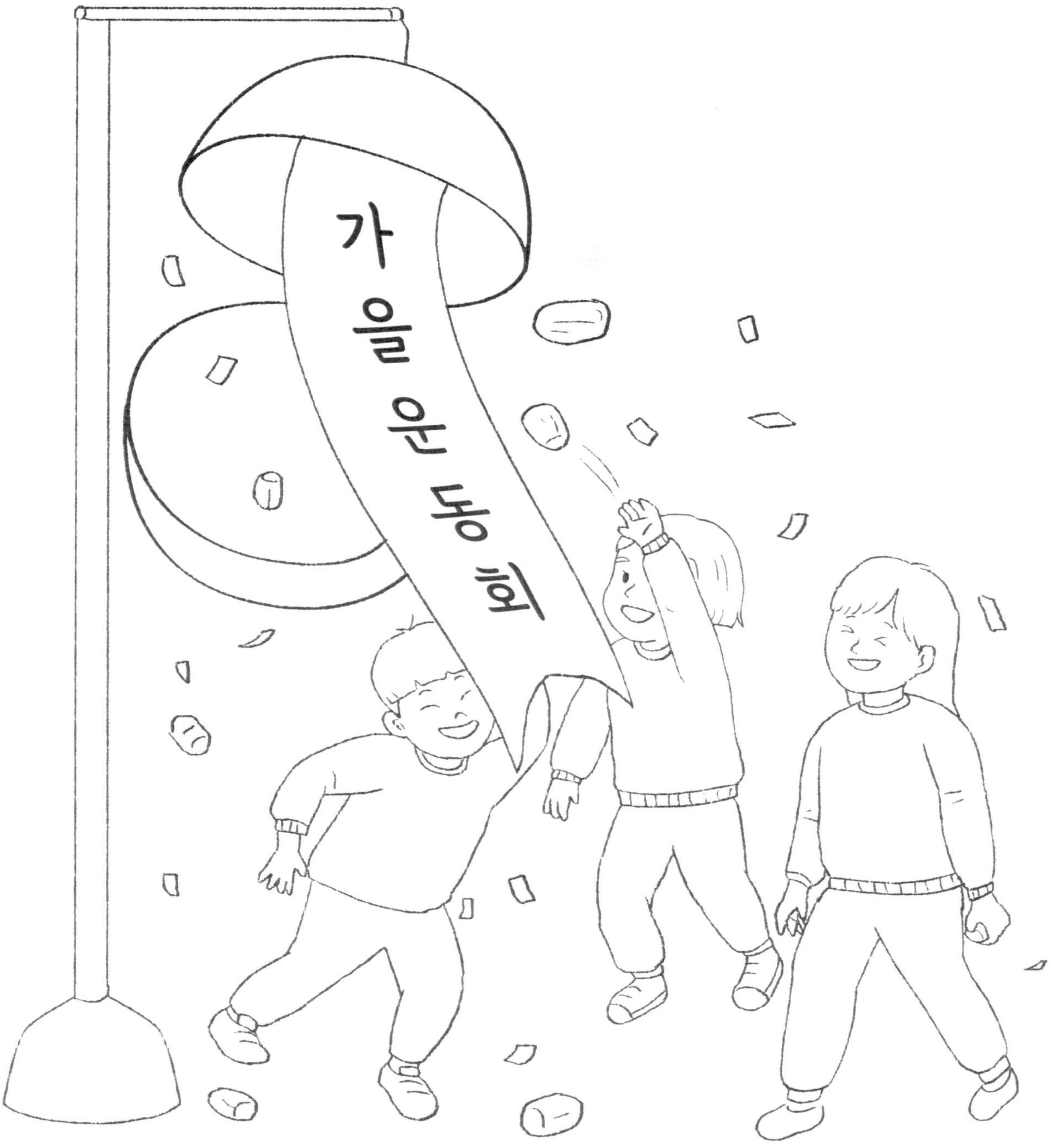

가장 잘하는 운동은 무엇인가요?

조상의 산소를 찾아가는 풍습, 성묘

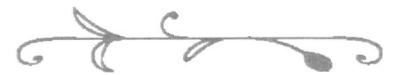

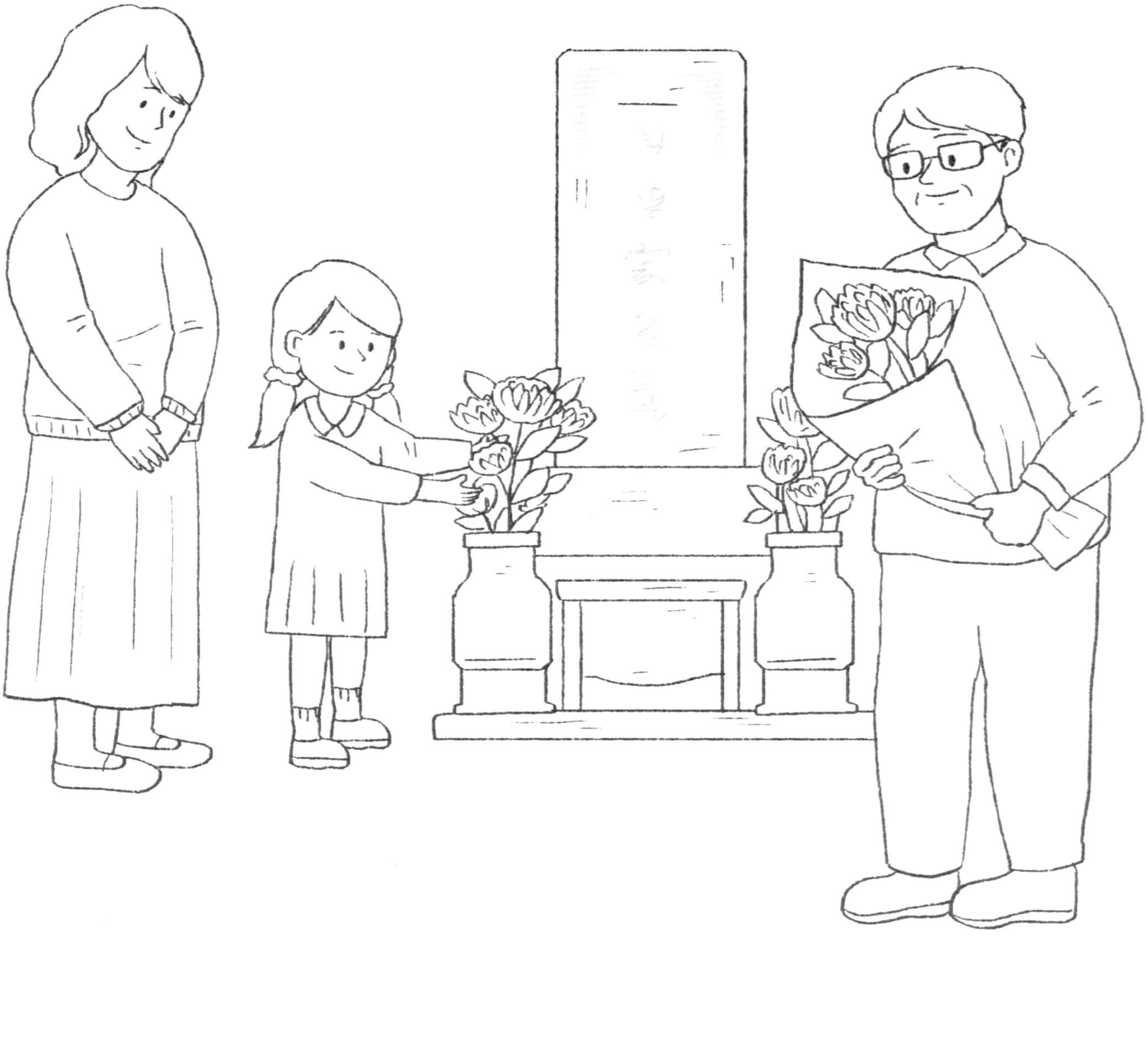

최근에 성묘를 가본 적이 있나요?

가을 제철 음식, 전어

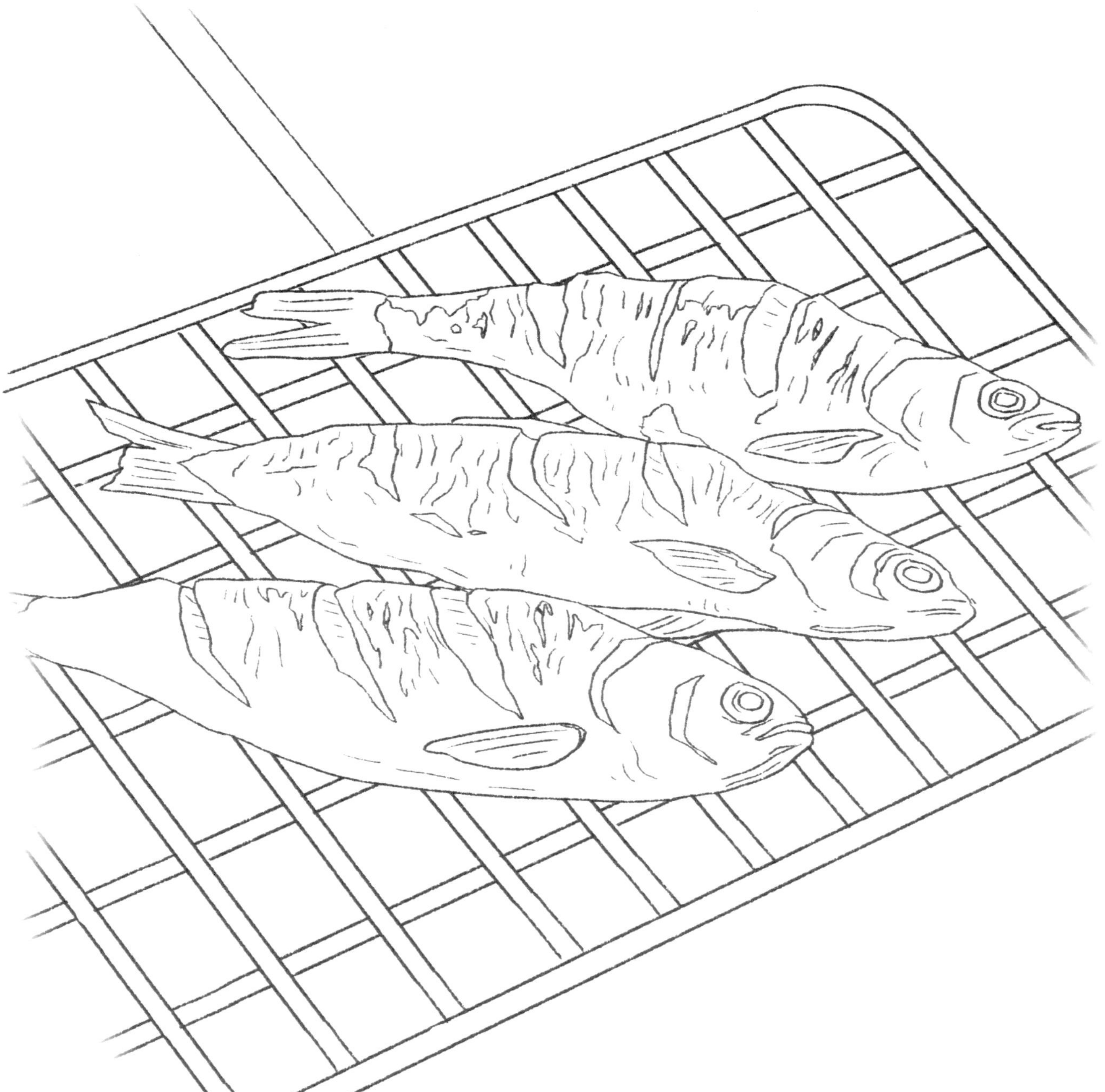

가장 좋아하는 생선은 어떤 것인가요?

한글 창제를 기념하는, 한글날

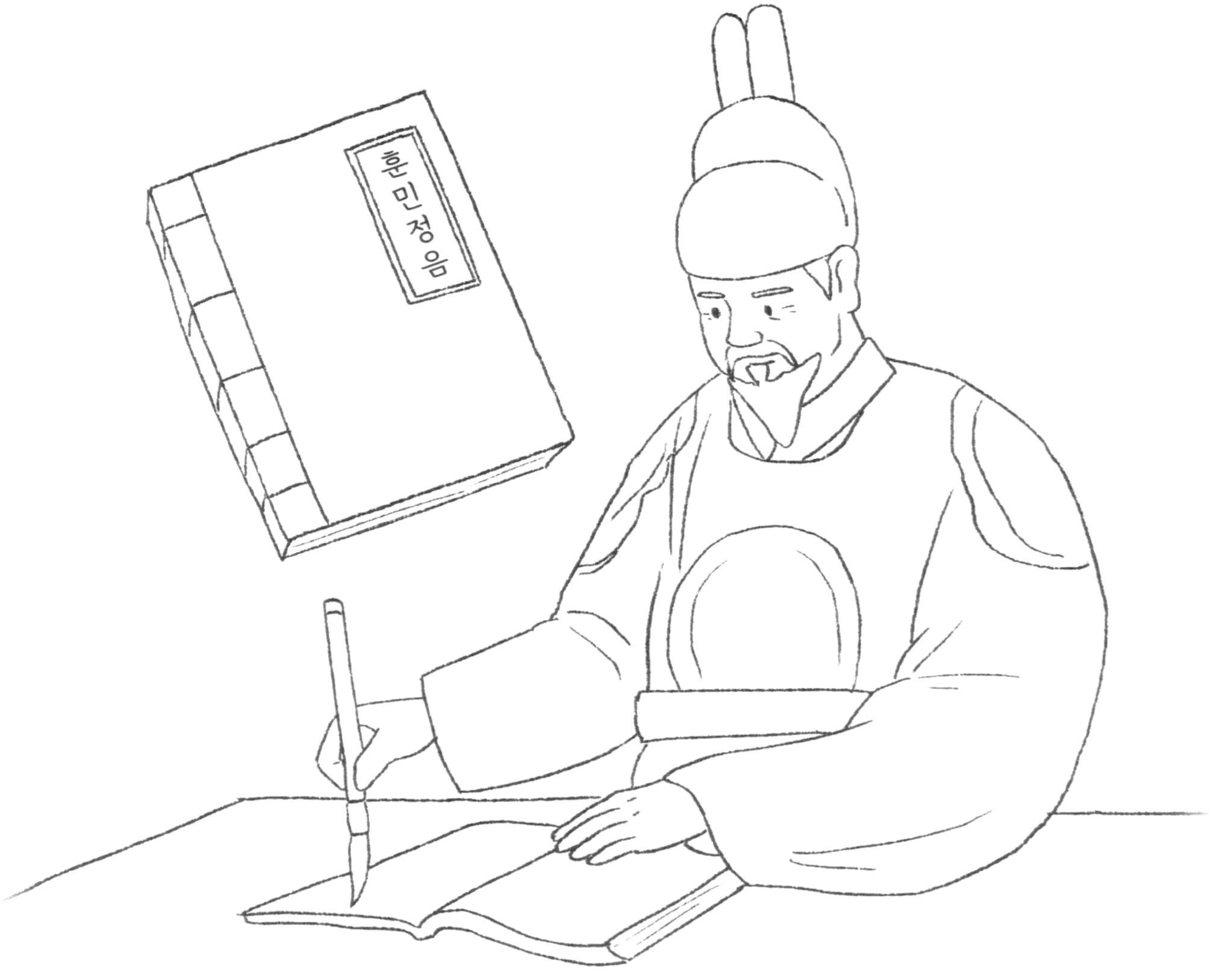

한글을 만든 조선의 왕은 누구일까요?

추석 때 먹는 송편

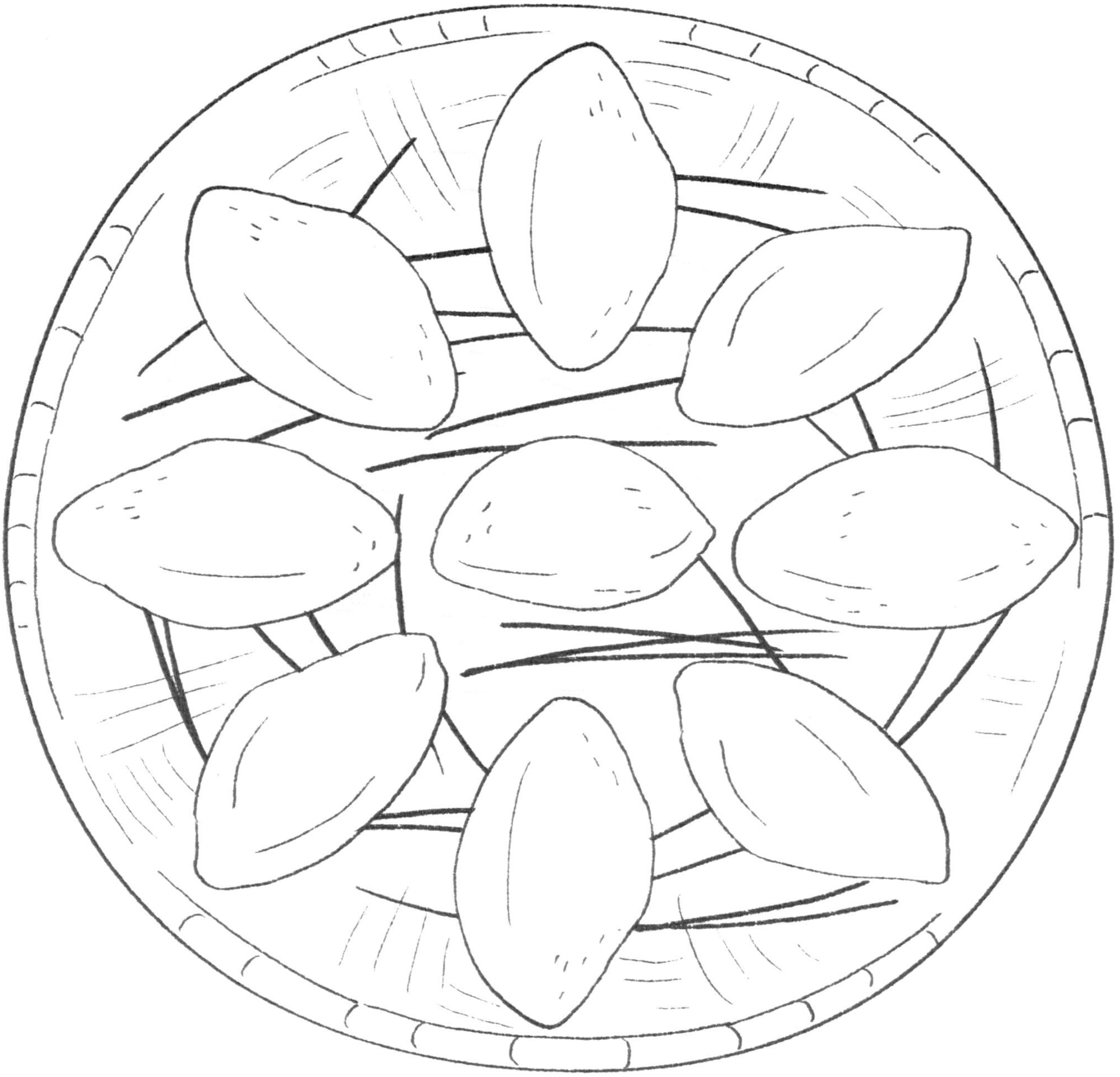

직접 송편을 만들어본 경험이 있나요?

가을 전령사, 방아깨비

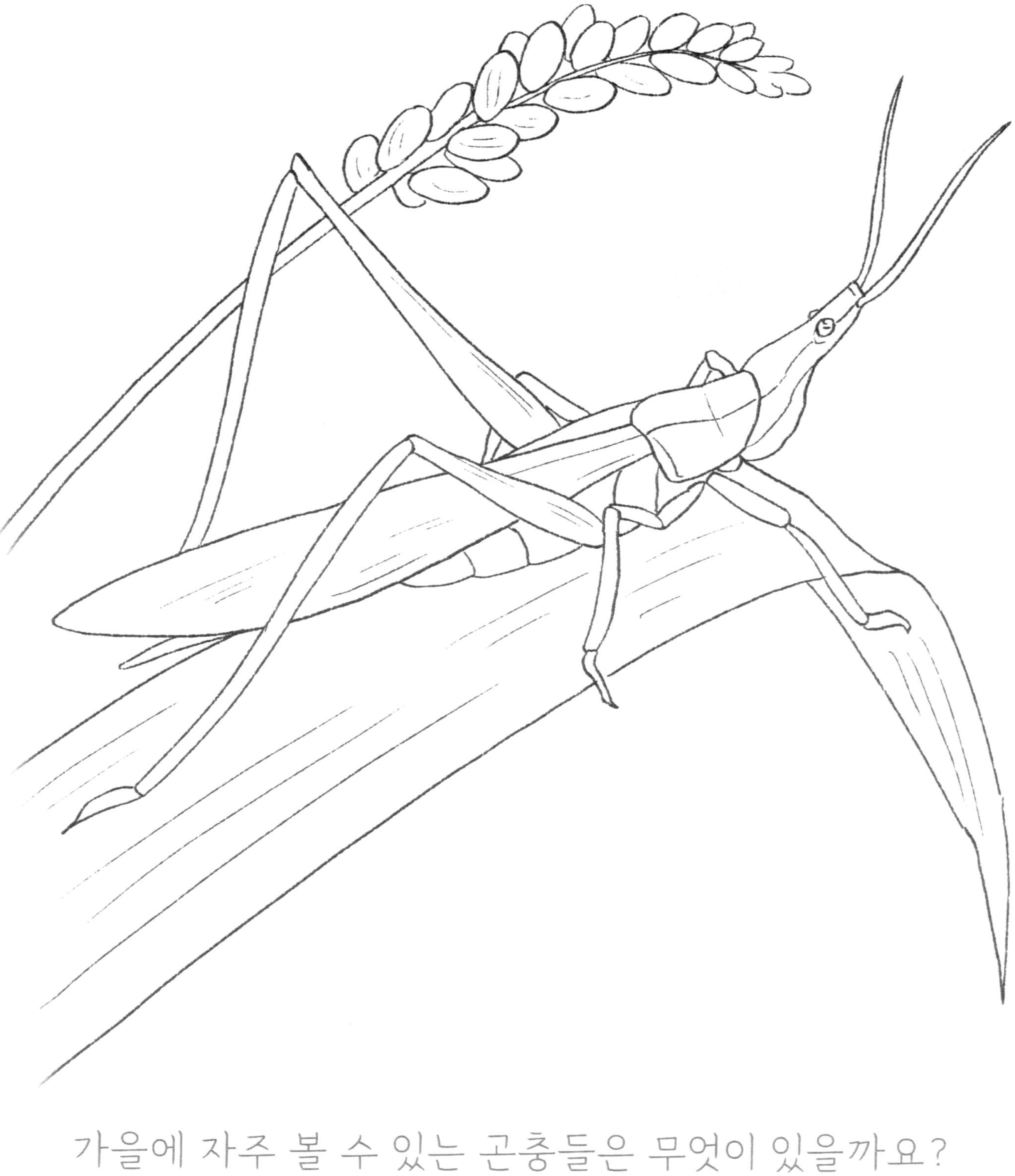

가을에 자주 볼 수 있는 곤충들은 무엇이 있을까요?

바람에 흔들리는 코스모스

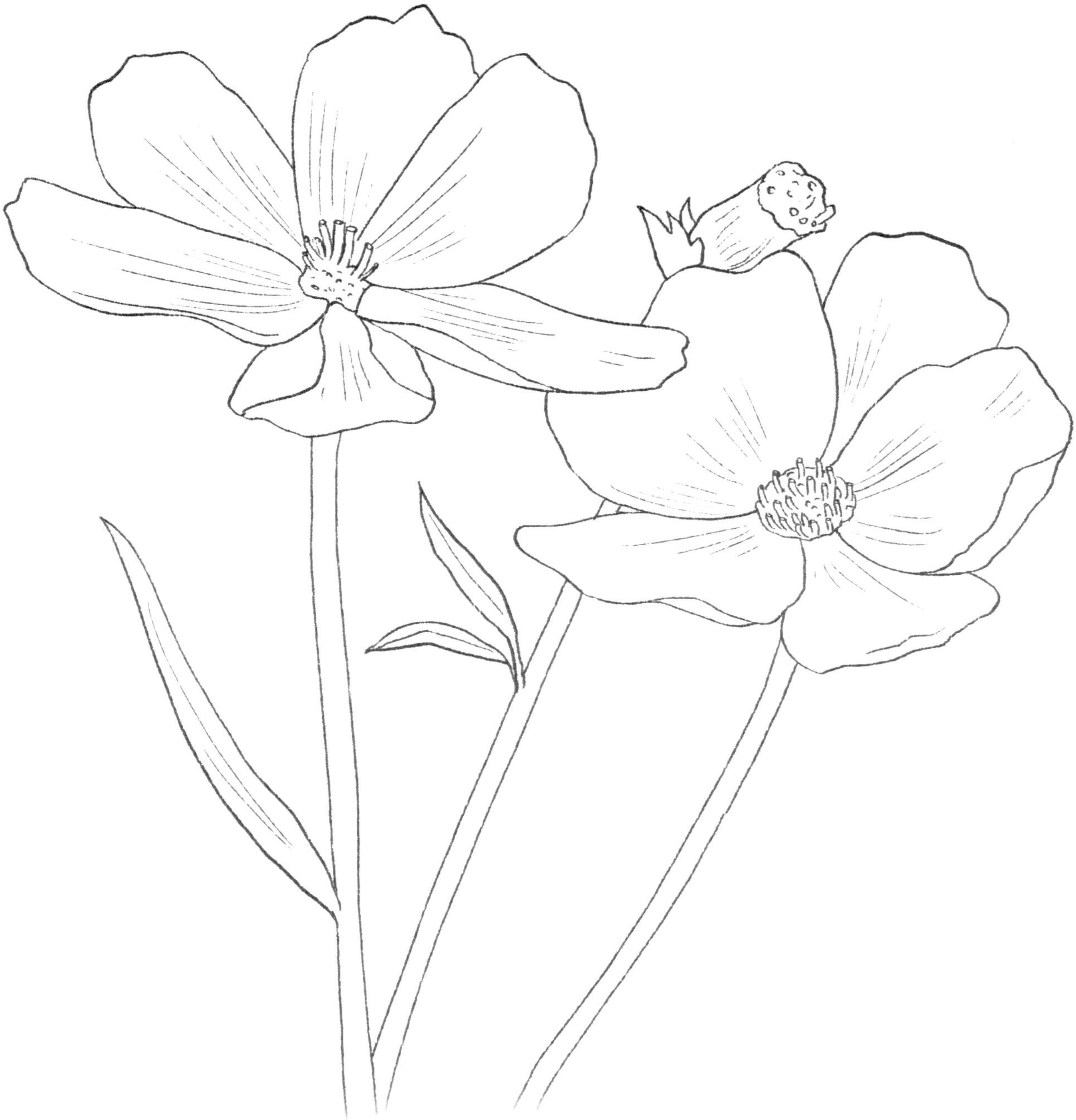

코스모스는 보통 무슨 색인가요?

가을 작물, 배추와 무

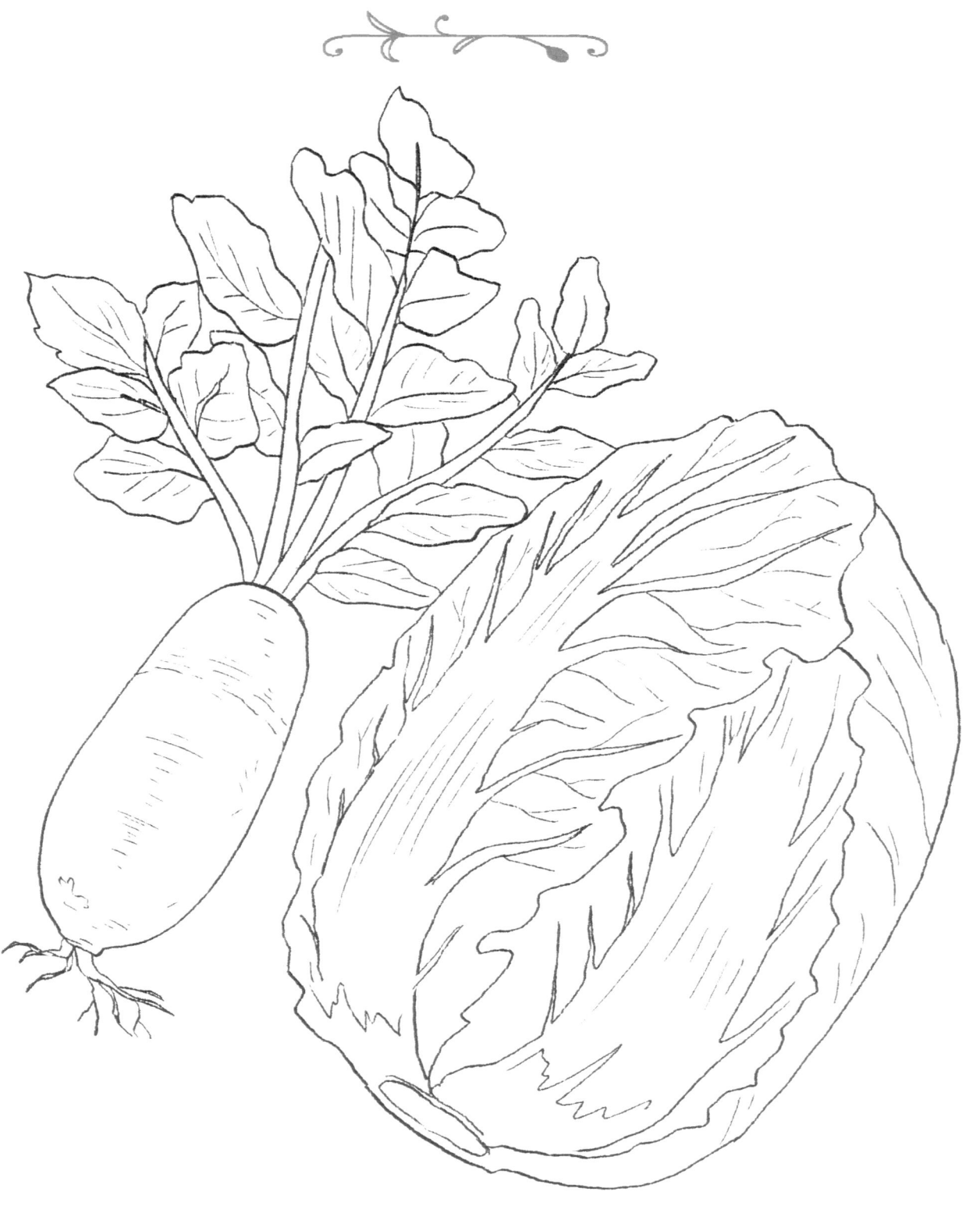

내가 직접 수확해 본 작물이 있나요?

가을의 상징, 트렌치코트

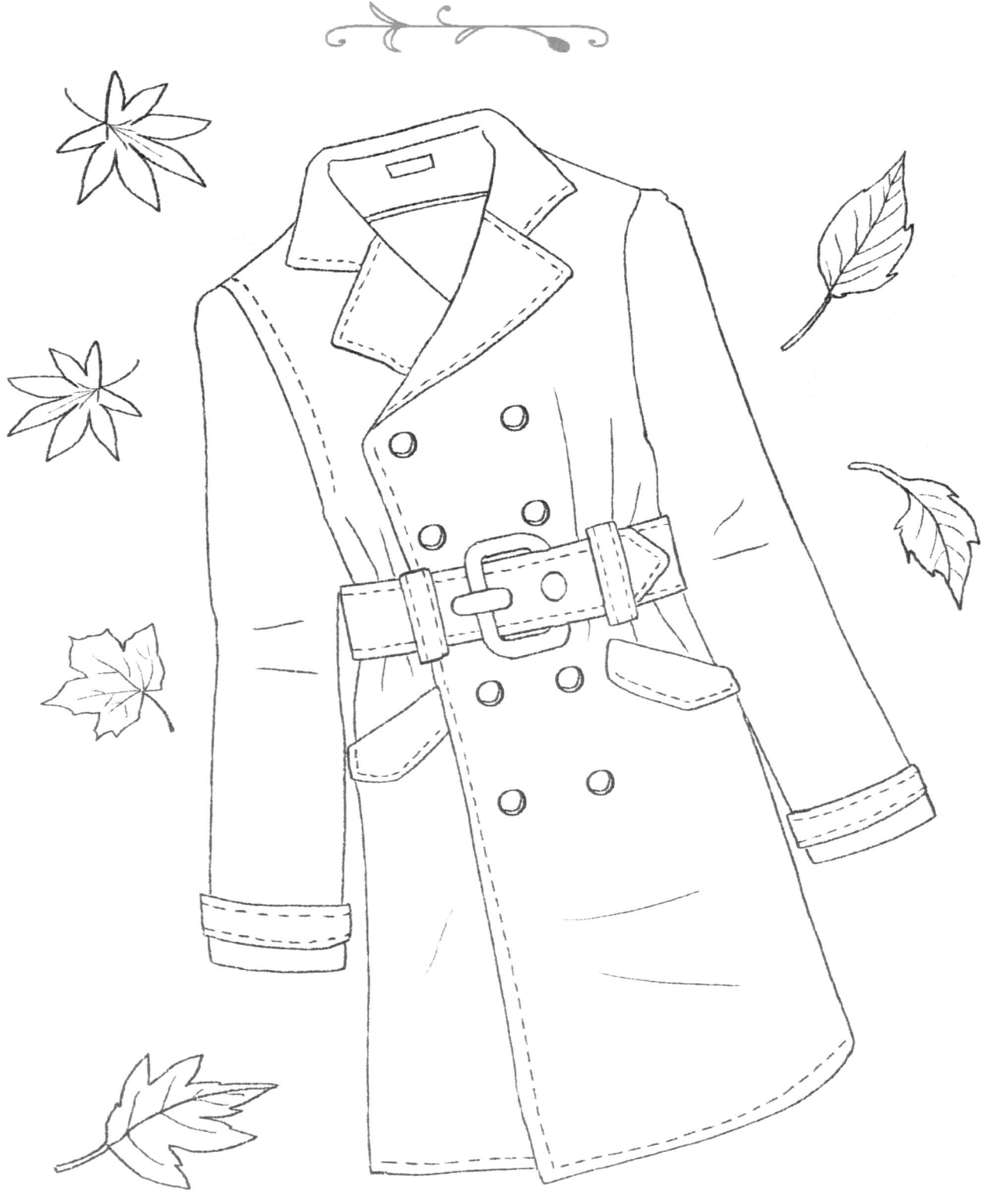

내 옷들 중 가장 마음에 드는 옷은 무엇인가요?

쌀쌀한 날 생각나는 따뜻한 커피

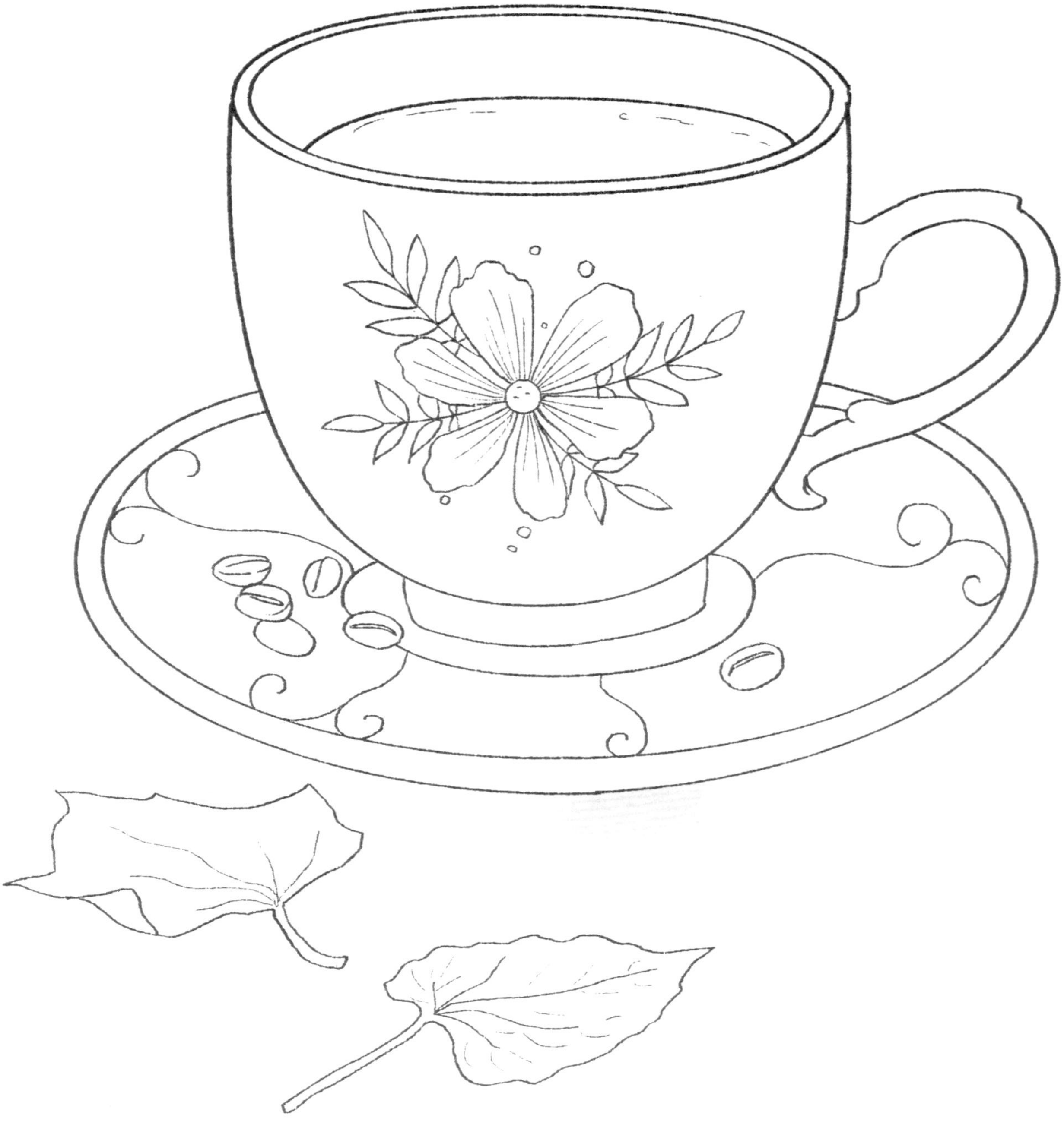

내가 좋아하는 커피는 무엇인가요?

가을의 대표 꽃, 국화

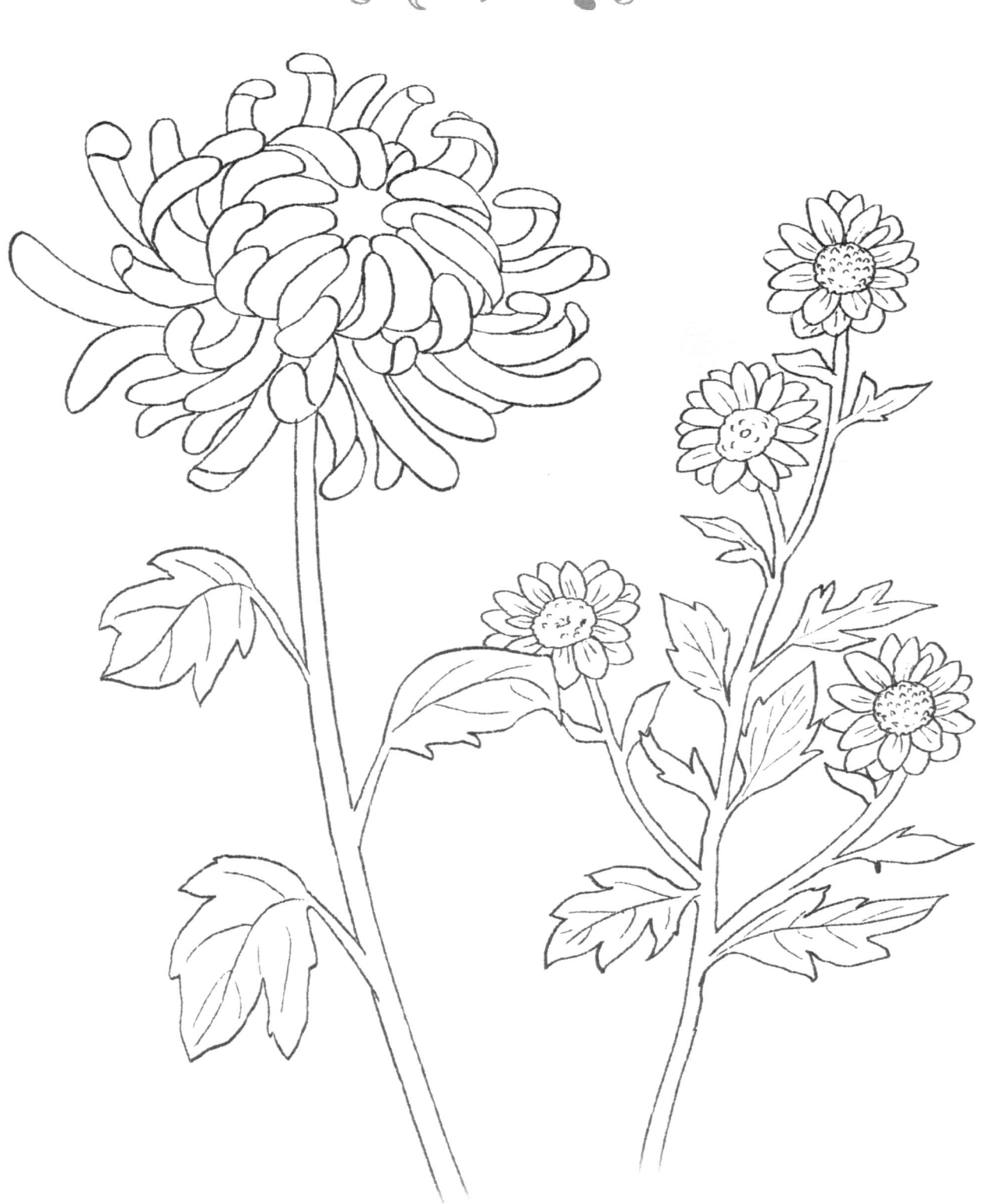

우리나라 장례식에는 어떤 색의 국화를 사용하나요?

가을은 천고마비의 계절

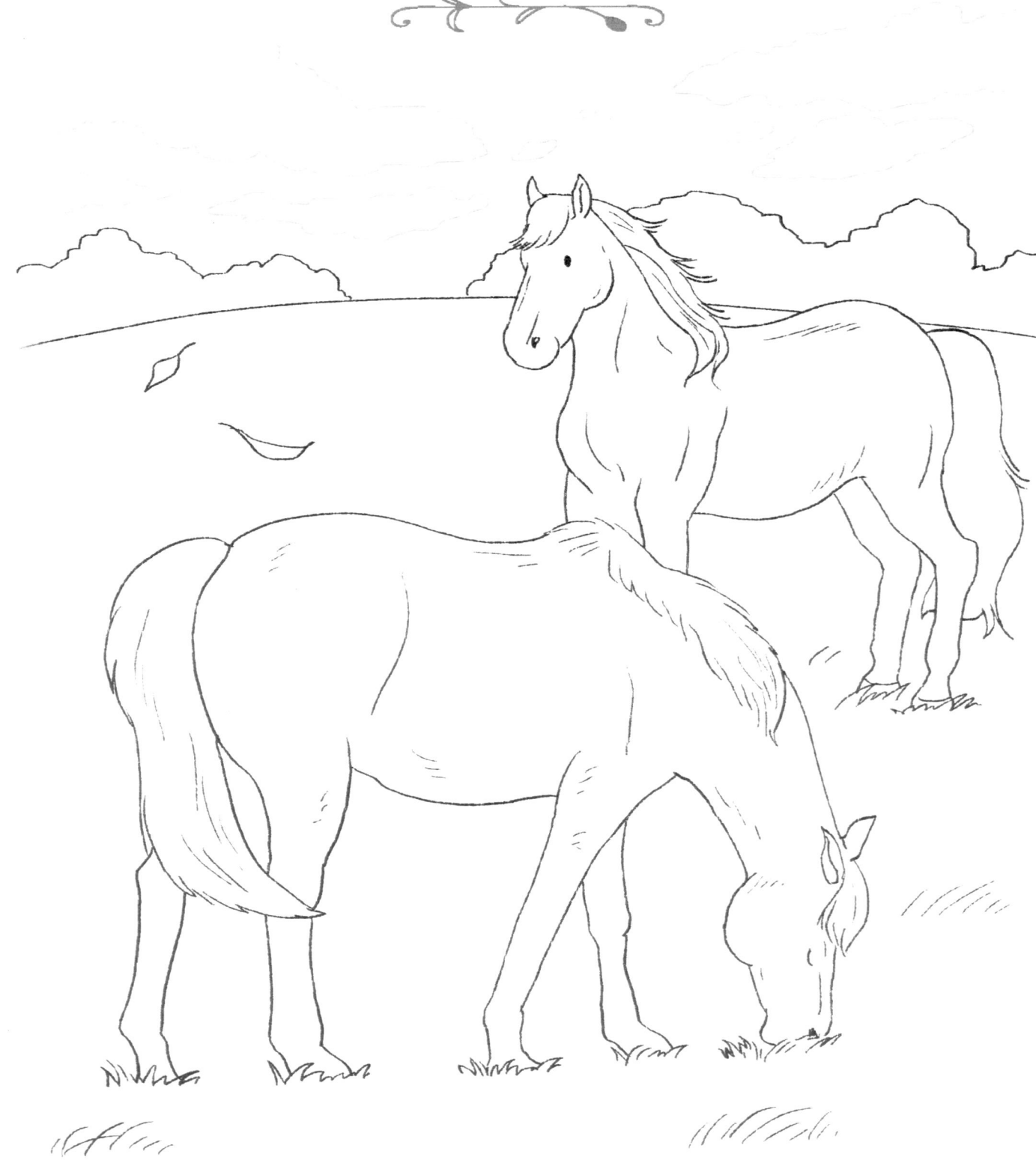

천고마비는 '하늘은 높고 말은 살찐다'는 뜻으로
추수의 계절인 가을을 뜻하는 고사성어입니다.